52 Rezepte um Halsweh schnell loszuwerden:

Erhöhe die Vitamin- und Mineralienzufuhr, um dein Immunsystem zu stärken und dein Halsweh auszukurieren

Von

Joe Correa CSN

COPYRIGHT

DANKSAGUNG

Dieses Buch ist meinen Freunden und meiner Familie gewidmet, die leichte oder ernste Krankheiten hatten, so dass Sie eine Lösung finden und die notwendigen Veränderungen in Ihrem Leben machen.

52 Rezepte um Halsweh schnell loszuwerden:

Erhöhe die Vitamin- und Mineralienzufuhr, um dein Immunsystem zu stärken und dein Halsweh auszukurieren

Von

Joe Correa CSN

INHALT

ÜBER DEN AUTOR

Nach jahrelanger Forschung glaube ich ehrlich an die positive Wirkung die richtige Ernährung auf den Körper und den Geist haben kann. Meine Kenntnis und Erfahrung haben mir geholfen, im Laufe der Jahre gesünder zu leben, was ich mit meiner Familie und Freunden geteilt habe. Je mehr Sie über gesünderes Essen und Trinken wissen, desto eher werden Sie Ihr Leben und die Essgewohnheiten ändern wollen.

Ernährung ist ein Schlüsselfaktor im Pozess für Gesundheit und ein längeres Leben - also starte noch heute. Der erste Schritt ist der wichtigste und der bedeutungsvollste.

EINFÜHRUNG

52 Rezepte um Halsweh schnell loszuwerden: Erhöhe die Vitamin- und Mineralienzufuhr, um dein Immunsystem zu stärken und dein Halsweh auszukurieren

Von Joe Correa CSN

Halsschmerzen sind ein unangenehmer Zustand, gefolgt von Reizungen und Schluckbeschwerden.

Ihr Immunsystem durch ein Vielzahl an vitaminreichen Lebensmitteln aufzubauen, ist der beste Weg im Kampf gegen verschiedene Viren, die Halsschmerzen oder andere Krankheiten verursachen. Die meisten von uns wissen das theoretisch, aber wir scheinen nicht zu bemerken, wie wichtig es ist, was wir für unsere Genesung essen können. Wir ignorieren oder vermeiden sogar einige grundlegende Ernährungsrichtlinien und tappen in eine Falle und kurieren am Ende die Krankheit aus statt sie zu vermeiden. Dieser Zustand ist nicht gefährlich, es sei denn, er dauert über eine längere Zeit und dann müssen Sie einen Arzt aufsuchen.

Bei Halsschmerzen kann Essen schmerzhaft sein, aber Sie müssen essen um gesund zu werden. Deswegen möchte ich Ihnen ein paar grundlegende Tipps geben, was Sie essen können um gesund zu werden.

Die erste Regel der Ernährung bei Halsschmerzen ist weiches oder gekochtes Essen zu essen. Das ist keine Überraschung. Aber ich wollte mit Ihnen ein paar unglaublich leckere Rezepte teilen, die sehr wenig zu kauen sind und gleichzeitig vollkommen gesund sind. Das ist, glaube ich, die größte Herausforderung bei Halsschmerzen.

Diese leckeren Rezepte lindern Ihre Schluckbeschwerden und Sie genießen jeden einzelnen Bissen.

Ebenso möchte ich mit diesen Rezepten einen Schritt weiter gehen und Ihnen die bestmögliche Sammlung an Nährstoffen bieten, die Sie finden können um Ihr Immunsystem zu stärken und zu verhindern, dass dieser Zustand öfter kommt.

Halsschmerzen können ziemlich irritierend sein und Ihre gesamte Energie aufbrauchen. Dieses Buch dient Ihrer Gesundheit und hilft Ihnen diesen häufige Winderzustand zu vergessen.

52 REZEPTE UM HALSWEH SCHNELL LOSZUWERDEN: ERHÖHE DIE VITAMIN- UND MINERALIENZUFUHR, UM DEIN IMMUNSYSTEM ZU STÄRKEN UND DEIN HALSWEH AUSZUKURIEREN

1. Zitronige Hühnersuppe

Zutaten:

900 g Hühnerbrust, in mundgerechte Stücke geschnitten

1 große Karotte, geschnitten

115 g Sellerie, gewürfelt

25 g Frühlingszwiebeln, gewürfelt

3 EL Zitronensaft, frisch gepresst

2 große Eier

4 EL Olivenöl

¼ TL Salz

¼ TL schwarzer Pfeffer, gemahlen

Zubereitung:

Öl in einem großen Topf mit Antihaft-Beschichtung bei mittlerer Temperatur erwärmen. Karotten, Sellerie und Zwiebeln zugeben und für 5 Minuten anbraten, dabei ständig rühren. Nun Hühnchen zugeben und für weitere 5 Minuten anbraten bis das Hühnchen leicht gebräunt ist. Genug Wasser zugeben bis alle Zutaten bedeckt sind und zum Kochen bringen. Zudecken und die Temperatur runter drehen. Bei Bedarf mehr Wasser hinzufügen, um die Dicke der Suppe anzupassen. Für ca. 30-40 Minuten köcheln lassen.

In der Zwischenzeit, Eier und Zitronensaft in einer mittelgroßen Schüssel vermengen. Etwas Salz und Pfeffer hinzufügen und in den Topf geben. Gut verrühren und für 5 Minuten anbraten oder bis die Eier sich gesetzt haben. Vom Herd nehmen und warm servieren.

Nährwertangaben pro Portion: Kcal: 401, Proteine: 46,2 g, Kohlenhydrate: 2,1 g, Fette: 22,3 g

2. Selbstgemachte würzige Polenta

Zutaten:

450 g Maisstärke

960 ml Wasser

5 EL Olivenöl

230 g griechischer Joghurt

½ TL Cayennepfeffer

1 EL Butter

¼ TL Salz

Zubereitung:

Wasser in einen großen Topf geben und zum Kochen bringen.

Olivenöl und Salz zugeben und Temperatur auf mittlere Stufe drehen. Maisstärke langsam unterrühren. Kochen, bis die Mischung angedickt ist, dabei ständig umrühren. Vom Herd nehmen und etwas abkühlen lassen. Mit Joghurt garnieren und zur Seite stellen.

In der Zwischenzeit, Butter in einer Bratpfanne bei mittlerer Hitze schmelzen. Cayennepfeffer unterrühren und für 1 Minute kochen. Vom Herd nehmen und die Polenta mit dieser Mischung bestreuen.

Nährwertangaben pro Portion: Kcal: 209, Proteine: 6,2 g, Kohlenhydrate: 44,5 g, Fette: 12,8 g

3. Erdbeer-Melonen-Milkshake

Zutaten:

100 g frische Erdbeeren

½ große Banane, gewürfelt

160 g Melone, gewürfelt

3 EL Zitronensaft, frisch gepresst

¼ TL Zimt, gemahlen

480 ml Magermilch

Zubereitung:

Alle Zutaten in eine Küchenmaschine geben und pürieren bis sie cremig sind. In Gläsern anrichten und sofort servieren.

Nährwertangaben pro Portion: Kcal: 82, Proteine: 4,7 g, Kohlenhydrate: 14,8 g, Fette: 0,3 g

4.   Tomaten-Bohnen-Suppe

Zutaten:

900 g mittelgroße Tomaten, gewürfelt

180 g weiße Bohnen, vorgekocht

1 kleine Zwiebel, gewürfelt

2 Knoblauchzehen, zerdrückt

200 ml Schlagsahne

4 EL Magermilch

240 ml Gemüsebrühe

2 EL frische Petersilie, fein gehackt

¼ TL schwarzer Pfeffer, gemahlen

2 EL Olivenöl

½ TL Salz

Zubereitung:

Bohnen in einen Topf mit kochendem Wasser geben und kochen bis sie weich sind. Vom Herd nehmen und gut abgießen. Zur Seite stellen.

Öl in einem großen Topf bei mittlerer Hitze erwärmen.

Zwiebeln und Knoblauch zugeben und für 5 Minuten unter Rühren anbraten oder bis sie glasig sind. Tomaten, weiße Bohnen, Petersilie und Salz zugeben. Milch zugeben um den bitteren Geschmack auszugleichen. Einmal umrühren und dann Gemüsebrühe hinzufügen. Die Temperatur runter drehen, für 45 Minuten kochen und vom Herd nehmen.

Sauerrahm unterrühren und servieren.

Nährwertangaben pro Portion: Kcal: 317, Proteine: 12,8 g, Kohlenhydrate: 34,9 g, Fette: 15,5 g

5.   Heidelbeere-Pancakes mit Mandelcreme

Zutaten:

4 EL Leinsamen

12 EL Wasser

4 EL Buchweizenmehl

240 ml Mandelmilch

¼ TL Salz

240 ml Mandelcreme

100 g frische Heidelbeeren

Leinsamenöl

Zubereitung:

Leinsamen mit 120 ml Wasser vermengen und zum einweichen zur Seite stellen.

In der Zwischenzeit alle anderen Zutaten in einer Schüssel vermengen und die Leinsamen-Mischung zugeben. Mit einem Elektrorührgerät auf hoher Stufe gut verrühren.

Öl in einer Bratpfanne bei mittlerer Temperatur erwärmen. Etwas von der Masse in die Pfanne geben und den Pancake für ca. 2-3 Minuten auf jeder Seite anbraten.

Diese Masse sollte 8 Pancakes ergeben.

Jeden Pancake mit Mandelcreme und frischen Heidelbeeren garnieren. Servieren.

Nährwertangaben pro Portion: Kcal: 358, Proteine: 8,9 g, Kohlenhydrate: 20,9 g, Fette: 28,7 g

6. Frischer Salat mit Essig & Limette

Zutaten:

110 g frischer Salat, gehackt

60 ml Apfelessig

3 EL frischer Zitronensaft

2 TL Honig

2 Knoblauchzehen, zerdrückt

50 ml natives Olivenöl Extra

2 EL frischer Limettensaft

Zubereitung:

Essig, Zitronensaft, Honig, Knoblauch, Olivenöl, und Limettensaft in einem Einmachglas vermengen. Den Deckel verschließen und schütteln, bis es gut vermengt ist. Für mindestens 20 Minuten stehen lassen, damit das Aroma sich voll entfalten kann.

Das Salat in eine große Schüssel geben und mit dem Dressing beträufeln. Gut rühren und servieren.

Nährwertangaben pro Portion: Kcal: 265, Proteine: 0,7 g, Kohlenhydrate: 10,4 g, Fette: 25,5 g

7.   Pürierte Süßkartoffeln mit Zwiebeln

Zutaten:

600 g Süßkartoffeln, vorgekocht

100 g Frühlingszwiebeln, fein gehackt

1 kleine rote Zwiebel, gewürfelt

1 EL Zitronensaft

1 EL Olivenöl

½ TL Salz

¼ TL schwarzer Pfeffer, gemahlen

Zubereitung:

Kartoffeln in einen Topf mit kochendem Wasser geben. Kochen bis er weich sind. Vom Herd nehmen und gut abgießen. Zum Abkühlen zur Seite stellen.

Kartoffeln auf eine Küchenmaschine geben. Mit 1 Prise Salz und Pfeffer würzen und gut pürieren. Die Mischung in eine große Schüssel geben. Frühlingszwiebeln und rote Zwiebeln unterrühren und mit Zitronensaft und Olivenöl beträufeln. Mit etwas Salz und Pfeffer für den Geschmack würzen.

Kalt servieren.

Nährwertangaben pro Portion: Kcal: 218, Proteine: 3,2 g, Kohlenhydrate: 46,7 g, Fette: 5,1 g

8.   Quinoa- & Bohnen-Haferbrei

Zutaten:

190 g weißer Quinoa, vorgekocht

180 g weiße Bohnen, vorgekocht

30 g frische Petersilie

1 kleine Zwiebel, fein gewürfelt

2 Knoblauchzehen, gewürfelt

110 g Champignons, geschnitten

¼ TL Salz

4 EL Olivenöl

¼ TL schwarzer Pfeffer, gemahlen

Zubereitung:

Quinoa in einen großen Topf geben und 720 ml Wasser zugeben. Zum Kochen bringen und auf kleinster Stufe weiterkochen. Zudecken und für 15 Minuten kochen. Vom Herd nehmen und mit einer Gabel auflockern. Zur Seite stellen.

Bohnen in einen Topf mit kochendem Wasser geben und kochen bis sie weich sind. Vom Herd nehmen und gut abgießen. Zur Seite stellen.

Öl in einer großen Bratpfanne bei mittlerer Hitze erwärmen. Gewürfelte Zwiebeln und Knoblauch zugeben. Für 5 Minuten unter Rühren anbraten oder bis sie glasig sind.

Gekochten Quinoa, weiße Bohnen, Petersilie, Champignons und 480 ml Wasser zugeben. Gut verrühren und für 15 Minuten kochen oder bis das Wasser verdunstet ist. Vom Herd nehmen und in eine Schüssel geben. Mit Pfeffer bestreuen und gut vermengen. Warm servieren.

Nährwertangaben pro Portion: Kcal: 619, Proteine: 25,2 g, Kohlenhydrate: 82,0 g, Fette: 22,9 g

9. Kohl-Smoothie

Zutaten:

240 ml Mandelmilch

140 g frischer Kohl, fein gehackt

½ Pfirsich, geschnitten

160 g Melone

1 TL Kurkuma, gemahlen

1 EL Sesamsamen

1 TL Honig

Zubereitung:

Die Zutaten in eine Küchenmaschine geben. Kurz vermengen und in Gläsern anrichten. Vor dem Servieren für 30 Minuten kalt stellen.

Nährwertangaben pro Portion: Kcal: 249, Proteine: 3,8 g, Kohlenhydrate: 16,4 g, Fette: 20,8 g

10. Brauner Reis mit gedünstetem Gemüse

Zutaten:

190 g brauner Reis, ungekocht

225 g frischer Blumenkohl

2 mittelgroße Karotten, geschnitten

1 mittelgroße Sellerieknolle, geschnitten

3 EL Butter

1 TL Meersalz

½ TL schwarzer Pfeffer, gemahlen

Zubereitung:

Reis in einen großen Topf geben. Ca. 720 ml Wasser hinzugeben und zum Kochen bringen. Die Temperatur runter drehen und kochen bis das Wasser verdunstet ist. Vom Herd nehmen und zur Seite stellen.

In der Zwischenzeit, Gemüse in einen Topf mit kochendem Wasser geben und kochen bis es weich ist. Vom Herd nehmen und abgießen.

Butter in einer großen Bratpfanne bei mittlerer Temperatur schmelzen. Gekochten Reis, Salz und Pfeffer zugeben und für 3-4 Minuten unter Rühren anbraten. Gut verrühren und mit aufgeschnittenem Gemüse servieren.

Nährwertangaben pro Portion: Kcal: 427, Proteine: 6,7 g, Kohlenhydrate: 56,7 g, Fette: 20,5 g

11.   Sauerkrautsalat

Zutaten:

110 g frischer Kohl, fein gerieben

60 ml Apfelessig

¼ TL Salz

¼ TL schwarzer Pfeffer, gemahlen

Zubereitung:

Apfelessig, Pfeffer und Salz in einem kleinen Topf vermengen und zum Kochen bringen. Einmal verrühren und vom Herd nehmen.

Warmes Dressing über den Kohl geben und gut vermengen. Sofort servieren.

Nährwertangaben pro Portion: Kcal: 175, Proteine: 1,5 g, Kohlenhydrate: 7,5 g, Fette: 0,1 g

12. Gorgonzola-Suppe

Zutaten:

280 g Gorgonzola, gerieben

180 g Brokkoli, fein gehackt

1 EL Olivenöl

120 ml Magermilch

120 ml Gemüsebrühe

1 EL Petersilie, fein gehackt

½ TL Salz

¼ TL schwarzer Pfeffer, gemahlen

Zubereitung:

Öl in einem tiefen Topf bei mittlerer Temperatur erwärmen. Brokkoli und Petersilie zugeben und mit Salz und Pfeffer bestreuen. 2 EL Wasser zugeben, damit es nicht kleben bleibt. Für 5 Minuten kochen und ständig umrühren.

Nun Käse, Gemüsebrühe und Milch zugeben. Bei Bedarf mehr Wasser hinzufügen, um die Dicke der Suppe anzupassen. Gut umrühren und zum Kochen bringen.

Zudecken und die Temperatur runter drehen. Für 30 Minuten kochen und vom Herd nehmen.

Nährwertangaben pro Portion: Kcal: 397, Proteine: 23,7 g, Kohlenhydrate: 10,3 g, Fette: 31,6 g

13.   Grüne Bohnenpüree

Zutaten:

225 g frische grüne Bohnen

230 g griechischer Joghurt

½ TL Salz

2 EL Olivenöl

¼ TL schwarzer Pfeffer, gemahlen

Zubereitung:

Bohnen waschen und in den Dampfgarer geben. Für 5 Minuten kochen oder bis es weich ist.

Vom Herd nehmen und mit kaltem Wasser abwaschen. In die Küchenmaschine geben und griechischen Joghurt, Öl und Salz hinzufügen. Gut vermengen bis es eine gleichmäßige Masse ist und in eine Servierschüssel geben. Mit etwas Pfeffer würzen und servieren.

Nährwertangaben pro Portion: Kcal: 113, Proteine: 5,7 g, Kohlenhydrate: 6,0 g, Fette: 8,0 g

14. Feigen-Früchtesalat mit Chiasamen

Zutaten:

2 mittelgroße Pflaumen, geschnitten

2 mittelgroße Feigen, geschnitten

½ Alkmene Apfel, in mundgerechte Stücke geschnitten

1 EL Chiasamen

2 EL Feigenmarmelade

Zubereitung:

Apfelstücke, Pflaumen und Feigen in einen Topf mit kochendem Wasser geben. Für 2 Minuten kochen und vom Herd nehmen. Gut abtropfen und zum Abkühlen zur Seite stellen.

Äpfel und Pflaumen ein eine Küchenmaschine geben und Feigen in eine mittelgroße Schüssel geben. Für 30 Sekunden vermengen und in die Schüssel mit den Feigen geben.

Feigenmarmelade einrühren und gut verrühren. Mit Chiasamen garnieren. Kalt servieren.

Nährwertangaben pro Portion: Kcal: 178, Proteine: 2,3 g, Kohlenhydrate: 34,6 g, Fette: 2,5 g

15.   Avocadopüree

Zutaten:

2 reife Avocados, entsteint und gewürfelt

Saft von 3 Bio-Limetten

2 EL natives Olivenöl extra

1 Knoblauchzehe, zerdrückt

2 EL frischer Koriander, gehackt

½ TL Salz

¼ TL schwarzer Pfeffer, gemahlen

Zubereitung:

Die Zutaten in einer Küchenmaschine verrühren. Zudecken und pürieren bis es sämig ist. Kühl stellen oder sofort servieren!

Nährwertangaben pro Portion: Kcal: 355, Proteine: 2,6 g, Kohlenhydrate: 12,0 g, Fette: 35,5 g

16.   Frischer Apfel- & Feigen-Smoothie

Zutaten:

1 kleiner grüner Apfel, geschnitten

4 frische Feigen, halbiert

1 kleine Kiwi, geschält und geschnitten

55 g Spinat, fein gehackt

60 g Limette

1 TL Honig

120 ml Reismilch

120 ml Wasser

Zubereitung:

Alle Zutaten in eine Küchenmaschine geben und pürieren bis sie cremig sind. In Gläsern anrichten und vor dem Servieren kühl stellen.

Nährwertangaben pro Portion: Kcal: 150, Proteine: 1,8 g, Kohlenhydrate: 37,7 g, Fette: 0,9 g

17.   Brokkoli-Suppe

Zutaten:

55 g frischer Brokkoli, gewürfelt

55 g Rosenkohl, gewürfelt

15 g frische Petersilie, fein gehackt

1 TL getrockneter Thymian, gemahlen

1 EL Zitronensaft, frisch gepresst

¼ TL Meersalz

Zubereitung:

Brokkoli in einen großen Topf geben und genug Wasser zugeben, damit er bedeckt ist. Zum Kochen bringen und kochen, bis er weich ist. Vom Herd nehmen und abgießen.

In die Küchenmaschine geben. Frische Petersilie, Thymian und ca. 240 ml Wasser zugeben. Verquirlen bis eine gleichmäßige Masse entsteht. In den Topf zurückgeben und etwas mehr Wasser zugeben. Zum Kochen bringen und für einige Minuten bei niedriger Temperatur kochen. Mit Salz würzen und frischen Zitronensaft zugeben. Warm servieren.

Nährwertangaben pro Portion: Kcal: 146, Proteine: 4,2 g, Kohlenhydrate: 10,8 g, Fette: 0,7 g

18.   Brauner Reis-Pilz-Risotto

Zutaten:

190 g brauner Reis

110 g Champignons, geschnitten

½ mittelgroße Zwiebel, fein gehackt

3 Frühlingszwiebeln, geschnitten

3 EL natives Olivenöl extra

½ TL Salz

1 TL getrockneter Majoran, zerdrückt

Zubereitung:

Reis in einen großen Topf geben. 480 ml Wasser zugeben und zum Kochen bringen. Die Hitze reduzieren und kochen bis das Wasser verdunstet ist. Gelegentlich umrühren. Zur Seite stellen.

1 EL Olivenöl bei mittlerer Hitze erwärmen. Gewürfelte Zwiebeln zugeben und für 3-4 Minuten unter Rühren anbraten, dabei ständig rühren. Champignons zugeben und weiterkochen bis das Wasser verdunstet ist.

Das restliche Olivenöl, Reis, Frühlingszwiebeln, Salz und

Majoran unterrühren. 240 ml Wasser zugeben und für weitere 10 Minuten kochen.

Warm servieren.

Nährwertangaben pro Portion: Kcal: 550, Proteine: 9,0 g, Kohlenhydrate: 77,9 g, Fette: 23,7 g

19. Schokoladenpudding

Zutaten:

480 ml Mandelmilch

1 EL Walnüsse, fein gehackt

1 EL Haselnüsse, fein gehackt

2 TL Rohkakaopulver

1 TL Zimt, gemahlen

½ EL Vanilleextrakt

1 TL roher Honig

Zubereitung:

480 ml Mandelmilch in einem mittelgroßen Topf zum Kochen bringen. Nüsse, Kakao, Honig und Vanilleextrakt zugeben und gut verrühren. Für ca. 10 Minuten kochen oder bis eine cremige Masse entsteht. Etwas Zimt unterrühren und vom Herd nehmen. Vor dem Servieren im Kühlschrank gut abkühlen lassen.

Nährwertangaben pro Portion: Kcal: 412, Proteine: 4,8 g, Kohlenhydrate: 12,8 g, Fette: 40,8 g

20.   Auberginen-Eintopf

Zutaten:

4 mittelgroße Auberginen, gewürfelt

3 große Tomaten, klein gewürfelt

2 rote Paprika, klein gewürfelt

55 g Tomatenmark

15 g frische Petersilie, fein gehackt

2 EL gesalzene Kapern, gewaschen und abgetropft

50 ml Olivenöl

1 TL Meersalz

Zubereitung:

Gewürfelte Auberginen in einen Topf mit kochendem Wasser geben und kochen bis sie weich sind. Vom Herd nehmen und gut abgießen. Zum Abkühlen zur Seite stellen. Auberginen in die Küchenmaschine geben und pürieren bis sie cremig ist. Zur Seite stellen.

Den Boden eines großen Topfs mit Olivenöl einfetten. Tomaten, Pfeffer, Kapern und Tomatenmark zugeben. Auberginenpüree zugeben und genug Wasser hinzugeben bis alle Zutaten bedeckt sind. Zum Kochen bringen und auf kleinster Stufe weiterkochen. Zudecken und bei Bedarf mehr Wasser zugeben. Etwas Salz und Pfeffer für den Geschmack drüber streuen und für 1 Stunde kochen lassen. Vom Herd nehmen und mit Joghurt oder Sauerrahm servieren. Dies ist jedoch optional.

Nährwertangaben pro Portion: Kcal: 122, Proteine: 3,2 g, Kohlenhydrate: 18,2 g, Fette: 5,7 g

21.   Brauner Milchreis mit Himbeeren und Chiasamen

Zutaten:

140 g brauner Reis

240 ml Reismilch

90 ml Honig

1 EL Mandelbutter

¼ TL Salz

65 g Himbeeren

30 g Walnüsse

2 EL Chiasamen

Zubereitung:

480 ml Wasser zum Kochen bringen. Reis zugeben und Temperatur runter drehen. Zudecken und für ca. 15 Minuten kochen.

240 ml Reismilch, Honig, Mandelbutter und Salz zugeben. Für 5 Minuten weiterkochen. Vom Herd nehmen und etwas abkühlen lassen.

Mit frischen Himbeeren, Walnüssen und Chiasamen garnieren. Servieren.

Nährwertangaben pro Portion: Kcal: 232, Proteine: 7,7 g, Kohlenhydrate: 76,2 g, Fette: 11,6 g

22. Kalter Grüner Bohnensalat mit Knoblauch

Zutaten:

450 g grüne Bohnen, geschnitten

50 ml natives Olivenöl Extra

1 EL Dijonsenf

2 Knoblauchzehen, zerdrückt

1 EL Limettensaft

Zubereitung:

Einen Topf mit Wasser zum Kochen bringen und 1 TL Salz und grüne Bohnen zugeben. Kochen bis es weich ist. Dies sollte ungefähr 10-15 Minuten dauern. Abwaschen und abtropfen.

In der Zwischenzeit, zerdrückten Knoblauch mit etwas nativem Olivenöl extra, Dijonsenf und Limettensaft vermengen. Über die Bohnen träufeln und servieren.

Nährwertangaben pro Portion: Kcal: 197, Proteine: 3,1 g, Kohlenhydrate: 11,7 g, Fette: 17,2 g

23. Schokoladen-Kakao-Kugeln

Zutaten:

125 g Mandelbutter

60 g Kokosraspeln

2 EL Chiasamen

60 g Rohkakaopulver

65 g dunkle Schokolade, gerieben

60 ml Mandelmilch

Zubereitung:

Die Zutaten in eine Schüssel geben und gut vermengen. Mit den Händen Kugeln formen und für ca. 30 Minuten kühl stellen.

Nährwertangaben pro Portion: Kcal: 259, Proteine: 14,5 g, Kohlenhydrate: 65,9 g, Fette: 38,6 g

24. Champignonbrätlinge mit Blumenkohlpüree

Zutaten:

110 g frische Champignons, gewürfelt

3 EL Leinsamen

120 g Chiasamen

140 g brauner Reis

70 g Buchweizenbrösel

1 TL Estragon

1 TL Petersilie, gehackt

1 TL Knoblauchpulver

225 g frischer Spinat, gehackt

Zubereitung:

240 ml Wasser in einen kleinen Topf geben. Zum Kochen bringen und Reis kochen bis er ziemlich klebrig ist. Dies sollte ungefähr 10 Minuten dauern.

Zur gleichen Zeit Chiasamen in einem separaten Topf kochen bis sie weich sind. Champignons fein würfeln. Spinat gut waschen. Alle Zutaten in einer großen Schüssel verrühren. Schüssel in den Kühlschrank für 15-30 Minuten stellen.

Masse aus dem Kühlschrank nehmen und in Bratlinge formen. Sicherstellen, dass die Kochoberflächen sauber und gefettet sind, bevor die Bratlinge reinkommen, damit sie nicht kleben bleiben. Jedes Teil für ca. 5 Minuten bei mittlerer Hitze auf jeder Seite anbraten.

Nährwertangaben pro Portion: Kcal: 490, Proteine: 14,6 g, Kohlenhydrate: 89,3 g, Fette: 7,5 g

25.   Blattgemüse-Smoothie

Zutaten:

35 g Mandeln, geröstet und fein gehackt

55 g junger Spinat, fein gehackt

20 g Rucola, gehackt

1 EL Mandelbutter

½ TL Kurkuma, gemahlen

240 ml Reismilch

Eine Handvoll Eiswürfel

Zubereitung:

Alle Zutaten in einen Mixer geben. Kurz vermengen und in Gläsern anrichten. Sofort servieren.

Nährwertangaben pro Portion: Kcal: 181, Proteine: 4,6 g, Kohlenhydrate: 17,1 g, Fette: 11,5 g

26. Bunter Linsensalat

Zutaten:

200 g Linsen, vorgekocht

1 mittelgroße Frühlingszwiebel, gewürfelt

15 g frische Petersilie, gehackt

½ TL Salz

¼ TL schwarzer Pfeffer, frisch gemahlen

2 EL Olivenöl

1 EL Sesamsamen

Zubereitung:

Linsen in einen tiefen Topf geben und 720 ml Wasser zugeben. Zum Kochen bringen und auf kleinster Stufe weiterkochen. Zudecken und für weitere 15 Minuten kochen.

Vom Herd nehmen und abgießen. In eine Schüssel geben.

Alle anderen Zutaten zugeben und mit Salz, Pfeffer, Olivenöl und Sesamsamen bestreuen. Gut verrühren.

Nährwertangaben pro Portion: Kcal: 981, Proteine: 51,9 g, Kohlenhydrate: 119,8 g, Fette: 34,7 g

27. Kürbissuppe

Zutaten:

900 g Kürbis, vorgekocht

1 große Zwiebel, geschält and fein gehackt

720 ml Gemüsebrühe

1 EL Kurkuma, gemahlen

115 g Sauerrahm

½ TL Salz

2 EL frische Petersilie

3 EL Olivenöl

Zubereitung:

Kürbisstücke in einen Topf mit kochendem Wasser geben. Weich kochen und vom Herd nehmen. Zum Kühlen zur Seite stellen und in eine Küchenmaschine geben. Rühren bis es gut vermengt ist.

Nun, Zwiebeln, pürierten Kürbis, Kurkuma, Salz und Olivenöl in einen großen Topf geben. Gemüsebrühe hinzugeben und alles gut verrühren. Zudecken und für 1 Stunde bei niedriger Hitze kochen. Bei Bedarf mehr

Wasser hinzufügen, um die Dicke anzupassen. Aus dem Ofen nehmen und Sauerrahm unterrühren. Mit Petersilie garnieren und servieren.

Nährwertangaben pro Portion: Kcal: 244, Proteine: 3,8 g, Kohlenhydrate: 12,5 g, Fette: 9,2 g

28. Honig-Bratapfel-Püree

Zutaten:

2 mittelgroße Äpfel, geschält and gewürfelt

1 EL frischer Limettensaft

2 EL Honig

½ TL Zimt, gemahlen

Zubereitung:

Den Ofen auf 375°F (190°C) vorheizen.

Apfel waschen und schälen. Zitronensaft mit gemahlenem Zimt gut verrühren. Mit einem Pinsel die Mischung auf den Äpfeln verteilen.

Äpfel aufrecht in eine Auflaufform geben. Für ca. 1 Stunde backen, bis die Äpfel weich sind. Aus dem Ofen nehmen und abkühlen lassen. In die Küchenmaschine geben und pürieren bis es cremig ist. Auf eine Servierplatte geben und mit Honig garnieren.

Nährwertangaben pro Portion: Kcal: 181, Proteine: 0,7 g, Kohlenhydrate: 48,6 g, Fette: 0,4 g

29.   Schokoladen-Buchweizenmuffins

Zutaten:

240 g Buchweizenmehl

3 EL Mandelbutter

240 ml Mandelmilch

4 EL Honig

1 TL Backpulver

½ TL Salz

2 EL Rohkakaopulver

1 TL Vanilleextrakt

1 TL Zitronenschale

Zubereitung:

Den Ofen auf 325°F (160°C) vorheizen.

Eine 6er-Muffinsform mit Papierförmchen auslegen.

Alle trockenen Zutaten in eine große Schüssel geben. Mandelmilch und Mandelbutter langsam unterrühren und auf hoher Stufe verrühren. Wasser und Zitronenschale zugeben und auf niedrige Stufe schalten. Weiterrühren bis alles gut vermengt ist.

Einen Löffel oder eine Eiskugelzange verwenden und die Masse gleichmäßig in die Förmchen verteilen. Für 20-30 Minuten backen oder bis die Stäbchenprobe aus der Mitte sauber rauskommt. Aus dem Ofen nehmen und abkühlen lassen. Mit warmem Tee, Honig oder Milch servieren.

Nährwertangaben pro Portion: Kcal: 195, Proteine: 4,8 g, Kohlenhydrate: 27,0 g, Fette: 9,3 g

30.   Grüner Goji-Smoothie

Zutaten:

225 g junger Spinat, fein gehackt

½ mittelgroße Avocado, geschnitten

480 ml Wasser

140 g Gojibeeren

1 EL Honig

1 EL Mandelbutter

Zubereitung:

Zutaten in einen Mixer geben und für ca. 30 Sekunden mischen.In Gläsern anrichten und vor dem Servieren 1 Stunde kühl stellen.

Nährwertangaben pro Portion: Kcal: 193, Proteine: 2,5 g, Kohlenhydrate: 28,9 g, Fette: 8,6 g

31.   Linseneintopf

Zutaten:

280 g Linsen

3 EL Olivenöl

1 mittelgroße Karotte, geschält and geschnitten

1 Lorbeerblatt

15 g Petersilie, fein gehackt

½ EL Kurkuma, gemahlen

½ TL Salz

Zubereitung:

Öl in einer mittelgroßen Bratpfanne bei mittlerer Hitze erwärmen. Geschnittene Karotten und Petersilie zugeben. Gut verrühren und für 5 Minuten unter Rühren anbraten.

Nun Linsen, Lorbeerblatt, etwas Salz und Kurkuma zugeben. 960 ml Wasser hinzugeben und zum Kochen bringen. Die Hitze reduzieren und kochen bis die Linsen weich sind. Dies dauert ca. 1 Stunde bei mittlerer Hitze. Gelegentlich umrühren.

Vor dem Servieren mit etwas Petersilie bestreuen.

Nährwertangaben pro Portion: Kcal: 702, Proteine: 37,2 g, Kohlenhydrate: 89,7 g, Fette: 22,7 g

32. Junger Spinatsalat mit Apfelsaft-Dressing

Zutaten:

170 g junger Spinat

50 g Frühlingszwiebeln, gewürfelt

3 EL Apfelessig

60 ml frischer Apfelsaft

2 EL natives Olivenöl extra

1 EL Dijonsenf

½ TL Salz

Zubereitung:

Apfelsaft mit Essig, Olivenöl, Senf und Salz vermengen. Gut verrühren und zur Seite stellen.

Jungen Spinat mit gehackten Frühlingszwiebeln in eine große Schüssel geben. Apfeldressing zugeben und gut mischen.

Servieren.

Nährwertangaben pro Portion: Kcal: 172, Proteine: 3,3 g, Kohlenhydrate: 9,1 g, Fette: 14,7 g

33.　Detox Smoothie

Zutaten:

240 ml Kokoswasser

55 g junger Spinat, fein gehackt

60 ml grüner Tee

40 g Gurke, geschält und gewürfelt

40 g Avocado, gehackt

1 TL Vanilleextrakt

2 TL Honig

Zubereitung:

Die Zutaten in einem Mixer verrühren. Für 40 Sekunden vermengen oder bis es cremig ist. Sofort servieren.

Nährwertangaben pro Portion: Kcal: 418, Proteine: 3,8 g, Kohlenhydrate: 28,6 g, Fette: 33,9 g

34.   Geschmortes Gemüse mit frische Minze

Zutaten:

95 g brauner Reis

85 g frischer Chicorée, gerupft

85 g wilder Spargel, fein gehackt

55 g frischer Rucola, gerupft

85 g Mangold, gerupft

5 g frische Minze, gehackt

3 Knoblauchzehen, zerdrückt

¼ TL schwarzer Pfeffer, frisch gemahlen

1 TL Salz

60 ml frischer Zitronensaft

3 EL Olivenöl

Zubereitung:

Reis in einen Topf geben. 360 ml Wasser zugeben und zum Kochen bringen. Für ca. 10-12 Minuten kochen oder bis die Flüssigkeit verdunstet ist. Gelegentlich umrühren. Vom Herd nehmen und zur Seite stellen.

Großen Topf mit Salzwasser füllen und Gemüse zugeben. Zum Kochen bringen und für 2-3 Minuten kochen. Vom Herd nehmen und abgießen.

3 EL Olivenöl in einer mittelgroßen Bratpfanne erwärmen. Knoblauch zugeben und unter Rühren für ca. 2-3 Minuten anbraten. Gemüse, Salz, Pfeffer und die Hälfte des Zitronensafts zugeben. Gemüse für 5 Minuten unter Rühren anbraten. Reis zugeben und gut verrühren.

Vom Herd nehmen. Mit mehr Zitronensaft würzen und servieren.

Nährwertangaben pro Portion: Kcal: 269, Proteine: 5,0 g, Kohlenhydrate: 30,1 g, Fette: 15,4 g

35. Hummus

Zutaten:

400 g Kichererbsen, vorgekocht

2 EL Zitronensaft

2 EL Olivenöl

2 Knoblauchzehen, zerdrückt

1 EL Petersilie, fein gehackt

3 EL Tahini

Zubereitung:

Kichererbsen in einen Topf mit kochendem Wasser geben und kochen bis sie weich sind. Vom Herd nehmen und gut abgießen. Etwas abkühlen lassen.

Die Zutaten in einer Küchenmaschine geben und vermengen bis sie püriert sind. Sofort servieren oder im Kühlschrank in einem Einmachglas aufbewahren.

Nährwertangaben pro Portion: Kcal: 328, Proteine: 14,2 g, Kohlenhydrate: 42,2 g, Fette: 12,8 g

36.   Reisjoghurt mit frischen Pflaumen und Chiasamen

Zutaten:

2 EL Chiasamen

120 ml Mandelmilch

115 g griechischer Joghurt

55 g weißer Quinoa

120 ml Wasser

2 mittelgroße Pflaumen, entsteint und geschnitten

1 EL Honig

Zubereitung:

Wasser und Mandelmilch in einem mittelgroßen Topf vermengen. Zum Kochen bringen und Quinoa zugeben. Die Hitze reduzieren und für ca. 20 Minuten kochen oder bis das Wasser verdunstet ist.

Den gekochten Quinoa in eine Schüssel geben. Reisjoghurt, Honig und Chiasamen unterrühren.

Mit dem geschnittenen Pflaumen garnieren und servieren.

Nährwertangaben pro Portion: Kcal: 223, Proteine: 6,6 g, Kohlenhydrate: 26,5 g, Fette: 11,4 g

37. Cremiges Erbsenpüree

Zutaten:

150 g grüne Erbsen, vorgekocht

1 EL Olivenöl

1 kleine Zwiebel, fein gewürfelt

240 ml Magermilch

2 EL Tahini

60 g Spinat, gehackt

1 Knoblauchzehe, zerdrückt

½ TL Salz

Zubereitung:

Erbsen in einen Topf mit kochendem Wasser geben. Etwas Salz zugeben und für 30 Minuten kochen oder bis sie weich sind. Vom Herd nehmen und zum Abkühlen zur Seite stellen.

Die Zutaten in einer Küchenmaschine verrühren. In ein Gefäß mit Deckel oder ein Einmachglas geben. Für 2-3 Tage im Kühlschrank aufbewahren.

Nährwertangaben pro Portion: Kcal: 135, Proteine: 5,6 g, Kohlenhydrate: 11,9 g, Fette: 7,7 g

38. Cremiger Brokkoli- und Reis-Auflauf

Zutaten:

180 g Brokkoli, gewürfelt

200 g Rosenkohl, halbiert

170 g Quinoa, gewaschen

960 ml Gemüsebrühe

2 kleine Zwiebeln, fein gehackt

120 g Cashewcreme, selbstgemacht

2 TL getrockneter Thymian, zerdrückt

4 EL natives Olivenöl extra

¼ TL Salz

¼ TL schwarzer Pfeffer, gemahlen

Zubereitung:

Den Ofen auf 400°F (200°C) vorheizen.

Quinoa, Gemüsebrühe und getrockneter Thymian in einen großen Topf geben. Etwas Salz und Pfeffer hinzugeben und zum Kochen bringen. Die Hitze reduzieren und kochen bis das Wasser verdunstet ist, ca. 12-15 Minuten.

Vom Herd nehmen und zur Seite stellen.

Öl in einem großen Topf mit Antihaft-Beschichtung bei mittlerer Temperatur erwärmen. Zwiebeln zugeben und für ca. 2-3 Minuten unter Rühren anbraten oder bis sie glasig sind. Nun, gewürfelten Brokkoli und Rosenkohl zugeben. Für 10 Minuten kochen oder bis das Gemüse kackig ist.

Brokkoli-Mischung mit Quinoa in eine große Schüssel geben. Cashewcreme zugeben und gut verrühren. In eine gefettete, flache Auflaufform geben. Für ca. 20 Minuten backen bis die Oberfläche leicht angeschmort und knusprig ist.

Für die selbstgemachte Cashewcreme die Cashewnüsse für etwa 1 Stunde in gefiltertes Wasser einweichen. Abtropfen und in die Küchenmaschine geben. Saft 1 Zitrone und 1 TL koscheres Salz zugeben. Gut verrühren bis ein glatter Teig entsteht.

Nährwertangaben pro Portion: Kcal: 282, Proteine: 9,8 g, Kohlenhydrate: 25,3 g, Fette: 17,1 g

39.   Champignonsuppe

Zutaten:

450 g frische Champignons, fein geschnitten

2 Knoblauchzehen, zerdrückt

1 mittelgroße Zwiebel, fein gehackt

1,2 l Gemüsebrühe

4 EL natives Olivenöl extra

½ TL Meersalz

1 EL frische Petersilie, fein gehackt

15 g frische Thymian, fein gehackt

Zubereitung:

Öl in einem großen Topf bei mittlerer Hitze erwärmen. Zwiebeln und Knoblauch hinzufügen und unter Rühren für 2-3 Minuten anbraten oder bis sie glasig sind.

Nun Champignons, Thymian, Salz und Gemüsebrühe zugeben. Zum Kochen bringen und auf kleinster Stufe weiterkochen. Zudecken und für ca. 7-10 Minuten kochen oder bis die Champignons weich sind. Vom Herd nehmen und sofort servieren.

Vor dem Servieren mit etwas frischer Petersilie bestreuen.

Nährwertangaben pro Portion: Kcal: 143, Proteine: 6,9 g, Kohlenhydrate: 6,6 g, Fette: 10,9 g

40.   Erdbeere-Mandelcreme

Zutaten:

230 g Mandeljoghurt

200 g Erdbeeren, gewürfelt

70 g Mandeln, gehackt

1 EL Honig

1 TL Rohkakao

Zubereitung:

Mandeljoghurt und Erdbeeren in einer mittelgroßen Schüssel vermengen. Mit einem Handmixer 1 Minute auf kleiner Stufe vermischen. Mandeln mit einem Löffel unterrühren und in eine Servierschüssel geben. Mit Honig und Kakao garnieren und sofort servieren.

Nährwertangaben pro Portion: Kcal: 470, Proteine: 8,4 g, Kohlenhydrate: 26,4 g, Fette: 40,8 g

41.   Rote Linsensuppe

Zutaten:

200 g rote Linsen, eingeweicht

1 mittelgroße Zwiebel, fein gehackt

2 große Karotten, gewürfelt

115 g Sauerrahm

1 EL Mehl

½ TL schwarzer Pfeffer, gemahlen

½ TL Kreuzkümmel, gemahlen

½ TL Salz

2 EL Olivenöl

Zubereitung:

Karotten und Sauerrahm in die Küchenmaschine geben und pürieren bis sie cremig ist. Zur Seite stellen.

Öl in einem tiefen Topf bei mittlerer Temperatur erwärmen. Zwiebeln zugeben und für 5 Minuten unter Rühren anbraten oder bis sie glasig sind. Mehl zugeben und für weitere 10 Minuten kochen, ständig umrühren.

Karottenpüree und rote Linsen zugeben und mit Pfeffer, Kreuzkümmel und Salz bestreuen. 960 ml Wasser zugeben und gut umrühren. Zum Kochen bringen und auf kleinster Stufe weiterkochen. Zudecken und für 1 Stunde kochen. Bei Bedarf mehr Wasser hinzufügen, um die Dicke anzupassen.

Vom Herd nehmen und warm servieren.

Nährwertangaben pro Portion: Kcal: 201, Proteine: 18,9 g, Kohlenhydrate: 50,6 g, Fette: 18,2 g

42.   Süßkartoffel mit Rotkohl & Karottencreme

Zutaten:

1 mittelgroße Süßkartoffel, geschält und gewürfelt

200 g Rotkohl

2 große Frühlingszwiebeln, geschnitten

2 mittelgroße Karotten, geschnitten

50 ml natives Olivenöl Extra

2 EL frischer Zitronensaft

½ TL Meersalz

½ TL schwarzer Pfeffer, frisch gemahlen

Zubereitung:

Süßkartoffeln in einen Topf mit kochendem Wasser geben. Weich kochen und vom Herd nehmen. Kartoffeln in mundgerechte Stücke schneiden und in die große Schüssel geben. Zur Seite stellen.

Olivenöl, Zitronensaft, Salz und Pfeffer vermengen. Gut verrühren und zur Seite stellen.

Kohl und Karotten in eine Küchenmaschine geben. Kurz einschalten bis sie grob gewürfelt sind. Die Masse in eine

Schüssel mit den Kartoffeln geben und gut verrühren. Mit Dressing beträufeln und erneut umrühren.

Sofort servieren.

Nährwertangaben pro Portion: Kcal: 215, Proteine: 2,1 g, Kohlenhydrate: 16,2 g, Fette: 17,0 g

43.   Minz-Gemüse-Smoothie

Zutaten:

450 g junger Spinat, grob gehackt

240 ml Mandelmilch

75 g Avocado, geschält und gewürfelt

15 g frische Minzblätter

120 ml Wasser

1 EL Honig

60 ml Kokosmilch

Zubereitung:

Alle Zutaten in eine Küchenmaschine geben und pürieren bis sie cremig sind. Sofort servieren.

Nährwertangaben pro Portion: Kcal: 312, Proteine: 3,8 g, Kohlenhydrate: 15,4 g, Fette: 28,8 g

44.   Kidneybohnensalat

Zutaten:

255 g Kidneybohnen, vorgekocht

1 mittelgroße Gurke, geschnitten

50 g Frühlingszwiebeln, gewürfelt

100 g Rettich, geschnitten

1 EL frischer Sellerie, gehackt

Für die Marinade:

50 ml Olivenöl

3 EL Apfelessig

1 TL frischer Thymian, fein gehackt

½ TL Salz

¼ TL schwarzer Pfeffer, gemahlen

Zubereitung:

Bohnen in einen Topf mit kochendem Wasser geben und kochen bis sie weich sind. Vom Herd nehmen und gut abgießen. Zum Abkühlen zur Seite stellen.

Alle Zutaten für die Marinade in eine Schüssel geben. Gut

verrühren und für ca. 15 Minuten kühl stellen, damit sich das Aroma voll entfalten kann.

In der Zwischenzeit, Bohnen mit dem Gemüse in einer Schüssel verrühren. Mit Marinade beträufeln und servieren.

Nährwertangaben pro Portion: Kcal: 347, Proteine: 15,3 g, Kohlenhydrate: 44,1 g, Fette: 13,4 g

45.   Frischer Kiwismoothie

Zutaten:

240 ml Kokosmilch

3 mittelgroße Kiwis, geschält und geschnitten

1 mittelgroße Banane

1 TL Ingwer, frisch gerieben

2 EL Chiasamen

Zubereitung:

Die Zutaten in eine Küchenmaschine geben und kurz vermengen. Die Mischung in Gläser anrichten und sofort servieren.

Nährwertangaben pro Portion: Kcal: 221, Proteine: 7,4 g, Kohlenhydrate: 37,3 g, Fette: 27,3 g

46. Einfaches Weißes Chili

Zutaten:

400 g weiße Bohnen, vorgekocht

2 EL Mehl

2 EL Olivenöl

1 kleine Zwiebel, gewürfelt

1 EL frische Petersilie, fein gehackt

1 TL Chili, gemahlen

¼ TL Salz

Zubereitung:

Bohnen in einen großen Topf geben. Wasser zugeben, bis die Bohnen bedeckt sind und für ca. 2-3 Minuten kochen. Vom Herd nehmen, abtropfen und abwaschen. Den Topf waschen und frisches Wasser reingeben. Gekochte Bohnen zugeben und für weitere 45 Minuten kochen oder bis die Bohnen weich sind. Abtropfen und zur Seite stellen.

Olivenöl in einem großen Topf mit Antihaft-Beschichtung bei mittlerer Temperatur erwärmen. Gehackte Zwiebeln zugeben und unter Rühren anbraten bis sie glasig sind.

Mehl einrühren und für 1 weitere Minute kochen.

Nun Bohnen, Petersilie, Chili und Salz zugeben.Genug Wasser hinzugeben bis alle Zutaten bedeckt sind zugeben und Temperatur runter drehen. Für ca. 1 Stunde kochen.

Mit einem Schnellkochtopf kann die Kochzeit verkürzt werden. Auf hohe Temperatur stellen, Deckel sicher verschließen und für 20 Minuten kochen.

Nährwertangaben pro Portion: Kcal: 558, Proteine: 32,3 g, Kohlenhydrate: 87,6 g, Fette: 10,6 g

47.   Blumenkohl-Püree

Zutaten:

225 g Blumenkohl, gewürfelt

225 g frischer Spinat, gehackt

½ TL Meersalz

¼ TL schwarzer Pfeffer, gemahlen

1 TL getrocknete Minze, gehackt

¼ TL rote Paprikaflocken

Wasser

Zubereitung:

Blumenkohl waschen und grob würfeln. Für ca. 15-20 Minuten in Salzwasser kochen. Wenn fertig, abtropfen und mit einer Gabel zerdrücken. Trockene Minze und etwas mehr Salz zugeben. Wenn die Mischung zu dick ist, etwas Wasser zugeben. Mit Paprikaflocken bestreuen und servieren.

Nährwertangaben pro Portion: Kcal: 232, Proteine: 4,6 g, Kohlenhydrate: 12,5 g, Fette: 0,3 g

48. Reisnudeln mit Süßer Cashew-Pasta

Zutaten:

400 g Reisnudeln

2 EL Olivenöl

2 TL Kurkuma, gemahlen

480 ml Kokosmilch

115 g sauere Cashewcreme

2 EL Mandelbutter

60 ml frischer Limettensaft

35 g Cashewnüsse, geröstet

1 TL roher Honig

1 mittelgroße Zwiebel, fein gehackt

1 EL frischer Ingwer, geraspelt

¼ TL Salz

Zubereitung:

Nudeln für 5 Minuten einweichen. Abtropfen und zur Seite stellen.

Öl in einem großen Topf bei mittlerer Hitze erwärmen. Kurkuma zugeben und für 1 Minute kurz kochen. Nun, Kokosmilch zugeben und zum Kochen bringen. Temperatur runter drehen und Mandelbutter, Cashewcreme, frischen Limettensaft, Cashewnüsse, Zwiebeln und frischen Ingwer zugeben. Für ca. 5 Minuten kochen.

Nudeln und Honig zugeben. Etwas Salz drüber geben und gut verrühren. Zudecken und komplett erwärmen. Servieren.

Nährwertangaben pro Portion: Kcal: 446, Proteine: 6,6 g, Kohlenhydrate: 32,1 g, Fette: 35,0 g

49. Cremige Leblebi-Suppe

Zutaten:

200 g Kichererbsen, über Nacht eingeweicht

1 große Tomate, geschält und fein gehackt

1 mittelgroße rote Zwiebel, fein gehackt

1 EL Kreuzkümmel, gemahlen

480 ml Gemüsebrühe

2 EL Olivenöl

2 EL Butter

1 EL Cayennepfeffer

1 TL Salz

2 EL frische Petersilie, fein gehackt

Zubereitung:

Den Boden eines großen Topfs mit Olivenöl einfetten und grob gewürfelte Tomaten und Zwiebeln rein geben. Für 3 Minuten bei mittlerer Temperatur unter Rühren anbraten. Nun Kreuzkümmel, Kichererbsen und Gemüsebrühe zugeben. Zum Kochen bringen und auf kleinster Stufe weiterkochen. Zudecken und für 3 Stunden kochen. Vom

Herd nehmen und zum Abkühlen zur Seite stellen.

Masse in die Küchenmaschine geben. Butter und Cayennepfeffer unterrühren. Vermischen bis alles gut vermengt ist. Mischung in den Topf zurück geben und bei Bedarf mehr Wasser hinzufügen, um die Dicke anzupassen. Suppe erwärmen und vor dem Servieren mit Salz und gehackter Petersilie würzen.

Nährwertangaben pro Portion: Kcal: 340, Proteine: 13,2 g, Kohlenhydrate: 36,3 g, Fette: 17,1 g

50. Scharfe Mexikanische Wraps

Zutaten:

3 große Salatblätter

90 g rote Bohnen, vorgekocht

100 g grüne Bohnen, gewürfelt

10 g frischer Rucola, gehackt

½ kleine Zwiebel, fein gewürfelt

¼ TL Himalayasalz

1 TL Apfelessig

Zubereitung:

Rote und grüne Bohnen in einen Topf mit kochendem Wasser geben. Weich kochen und vom Herd nehmen. Gut abtropfen und zur Seite stellen.

Rote Bohnen, grüne Bohnen, Zwiebeln und Rucola in einer großen Schüssel vermengen. Mit Apfelessig und etwas Salz für den Geschmack würzen.

2 EL der Mischung auf jedes Salatblatt geben. Wickeln und mit einem Zahnstocher befestigen. Mit Zitronensaft beträufeln und servieren.

Nährwertangaben pro Portion: Kcal: 345, Proteine: 22,4 g, Kohlenhydrate: 64,0 g, Fette: 1,2 g

51.   Italienische Pasta

Zutaten:

450 g Pasta, vorgekocht

3 große Tomaten, gewürfelt

1 EL Butter

2 Knoblauchzehen, zerdrückt

½ TL getrockneter Oregano

¼ TL Salz

3 EL natives Olivenöl extra

Zubereitung:

Nudeln nach Packungsanleitung kochen. Gut waschen und abtropfen. Zur Seite stellen.

Tomaten schälen und grob hacken. Die gesamte Flüssigkeit auffangen.

Butter in einer großen Bratpfanne bei mittlerer Temperatur schmelzen. Knoblauch zugeben und unter Rühren für einige Minuten anbraten, bis er glasig ist.

Tomaten, Oregano und Salz zugeben. Die Temperatur herunterdrehen und Tomaten kochen bis sie weich sind.

Olivenöl für den Geschmack zugeben und für weitere 10 Minuten kochen, ständig umrühren. Herd ausschalten, Nudeln zugeben und zudecken. Für 10 Minuten vor dem Servieren stehen lassen.

Mit geriebenem Parmesan oder was auch immer gewünscht, servieren.

Nährwertangaben pro Portion: Kcal: 469, Proteine: 14,2 g, Kohlenhydrate: 68,0 g, Fette: 16,3 g

52. Birnen-Honig-Smoothie

Zutaten:

1 mittelgroße Birne, gewürfelt

50 g Trauben

230 g griechischer Joghurt

½ TL Zimt, gemahlen

3 EL Honig

Zubereitung:

Alle Zutaten in eine Küchenmaschine geben und pürieren bis sie cremig sind. Die Mischung in Gläser anrichten und mit extra Honig garnieren. Sofort servieren.

Nährwertangaben pro Portion: Kcal: 221, Proteine: 9,6 g, Kohlenhydrate: 44,6 g, Fette: 2,0 g

WEITERE TITEL DIESES AUTORS

70 Effektive Rezepte um Übergewicht zu Vermeiden und Gewicht zu Verlieren: Fett schnell verbrennen durch die Verwendung von richtiger Diät und kluger Ernährung

von

Joe Correa CSN

48 Rezepte zur Verminderung von Akne: Der schnelle und natürliche Weg zum Beheben Ihres Akne-Problems in weniger als 10 Tagen!

von

Joe Correa CSN

41 Rezepte zur Vorbeugung von Alzheimer: Verringern oder Beseitigung des Alzheimer Zustandes in 30 Tagen oder weniger!

von

Joe Correa CSN

70 wirksame Rezepte bei Brustkrebs: Vorbeugen und bekämpfen von Brustkrebs mit kluger Ernährung und kraftvollen Lebensmitteln

von

Joe Correa CSN